BEI GRIN MACHT SICH IHR WISSEN BEZAHLT

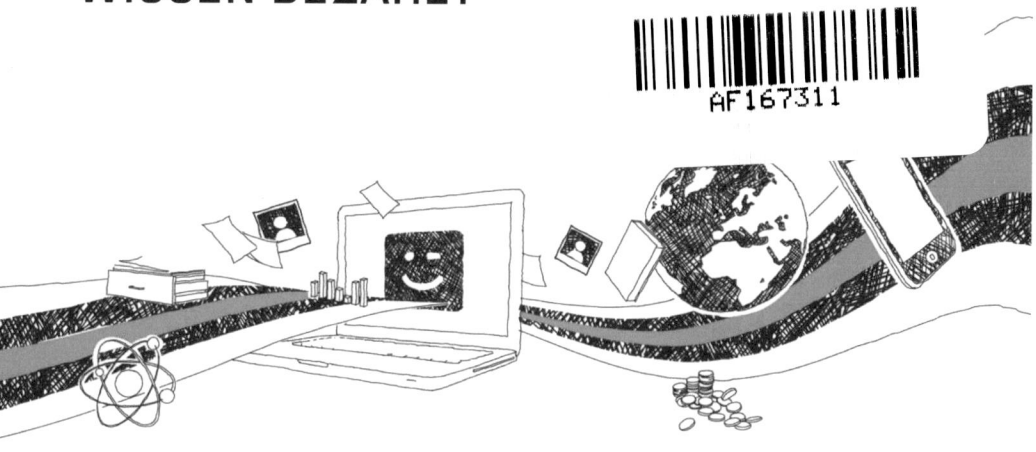

AF167311

- Wir veröffentlichen Ihre Hausarbeit, Bachelor- und Masterarbeit

- Ihr eigenes eBook und Buch - weltweit in allen wichtigen Shops

- Verdienen Sie an jedem Verkauf

Jetzt bei www.GRIN.com hochladen
und kostenlos publizieren

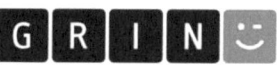

Patientenbefragung zur Evaluation der Lebensqualität. Grundlagen, Entwicklungen, Messinstrumente

Damaris Lahmann

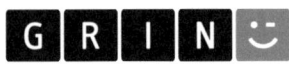

Bibliografische Information der Deutschen Nationalbibliothek:

Die Deutsche Nationalbibliothek verzeichnet diese Publikation in der Deutschen Nationalbibliografie; detaillierte bibliografische Daten sind im Internet über http://dnb.d-nb.de abrufbar.

ISBN: 9783346367105
Dieses Buch ist auch als E-Book erhältlich.

Patientenbefragung

Schriftliche Ausarbeitung zur Präsentation vom 31.07.2020

Vorgelegt von Damaris Lahmann

Inhaltsverzeichnis

1 Einleitung

Geht es bei Entscheidungen über Therapien und Behandlungen um Szenarien, die für eine ganze Gruppe von Patienten gelten sollen, ist es wichtig, dass die zugrunde liegende Behandlungsleitlinie einen gewissen Verbindlichkeitsgrad besitzt (Kohlmann 2015). Um diese Verbindlichkeit zu messen und daraus Empfehlungen ableiten zu können, werden in Deutschland Patienten direkt befragt. Eine Patientenbefragung fußt auf einer rechtlichen Verbindlichkeit und stellt eine Abbildung von Qualitäten da, zu der die Krankenkassen gesetzlich verpflichtet sind.

2010 berichtet Kohlmann darüber, dass für diesen Verbindlichkeitsgrad immer öfter patientenberichtete Endpunkte berücksichtigt werden, die im Rahmen von klinischen Studien als komplexes Konstrukt der gemessenen „Lebensqualität" erhoben wurden. (Kohlmann 2010). Im weiteren Verlauf wird der Begriff gesundheitsbezogene Lebensqualität mit gLQ abgekürzt, bzw. Lebensqualität als LQ.

Diese schriftliche Ausarbeitung legt dar, welche Inhalte zur Patientenbefragung gehören, was mit LQ im Zusammenhang mit Patientenbefragung gemeint ist und wie Patientenbefragung stattfinden kann. Dafür werden die geschichtlichen Hintergründe, Messinstrumente, klassische Fragestellungen und patientenberichtete Endpunkte näher erläutert.

Abbildung 1: Beispiel für Befragung

Wie zufrieden sind Sie mit meiner Ausarbeitung?

Quelle: eigene Darstellung

3

2 Patientenbefragung

2.1 Entwicklung und Grundlage

Der Frage nach einem „guten Leben" gehen die Menschen schon sehr lange nach. Die Wurzel des daraus entstandenen Begriffs „Lebensqualität" verortet Bitzer im 17./18. Jahrhundert. Im medizinischen Kontext kommt der Begriff LQ in Deutschland erst seit den 1970er Jahren zur Anwendung (Bitzer 2012: 485; Buchholz et al. 2019: 2). Es ist wichtig zu wissen, dass es sich bei dem Begriff im medizinischen Kontext nicht um eine gesellschaftliche Vorstellung handelt, sondern um ein mehrdimensionales Konstrukt, das subjektiv messbar ist (Buchholz et al. 2019: 2). Bitzer beschreibt LQ als zwei parallelverlaufende und wechselseitige Prozesse, die sich gegenseitig bedingen und gemeinsam dafür ausschlaggebend sind. Einer dieser beiden Prozesse ist der ökonomische Aufstieg des Bürgertums, der Zweite der Übergang von der klassischen zur modernen Naturrechttheorie. Daraus entwickelte sich das autonome Wesen und gesellschaftliches sowie individuelles Wohl werden als untrennbar definiert. Der Terminus LQ greift sämtliche Lebensbedingungen der Gesellschaft auf und umfasst neben anderen Bereichen den Begriff „gesundheitsbezogene Lebensqualität" (Bitzer 2012: 485). Die Abbildung 2 zeigt die Zusammensetzung der LQ im Jahre 2015 nach verschiedenen Kriterien, zu denen unter anderem in nicht unbedeutendem Maße subjektives Wohlbefinden und Gesundheitszustand zählen (Pennenkamp 2015).

Abbildung 2: Lebensqualität in Deutschland - Stärken und Schwächen der Lebensqualität in Deutschland 2015

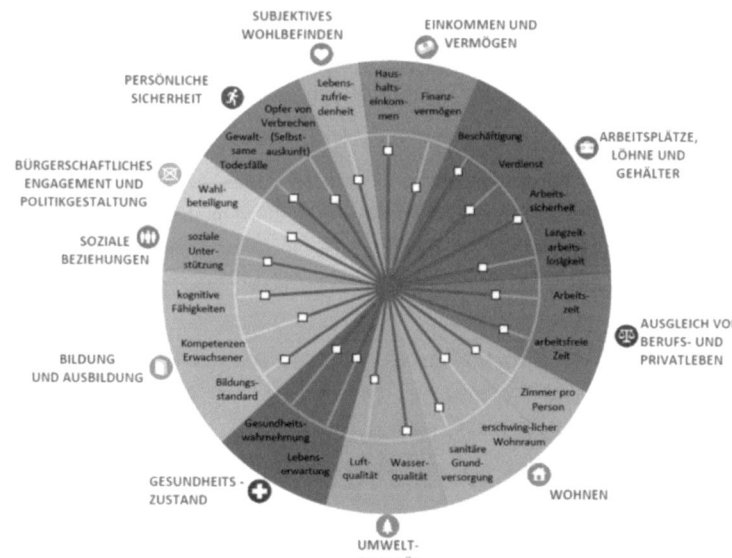

Diese Entwicklung beschreibt Bitzer als Hintergrund für das Zielkriterium Patientenperspektive in gesundheitlicher Versorgung (Bitzer 2012: 485). Buchholz et al. betonen, dass es bis heute keine einheitliche Definition für LQ gibt, obwohl viele Versuche dafür unternommen wurden (Buchholz et al. 2019: 2). Bitzer führt aus, dass Patientenbefragung inzwischen integraler Gesetztesbestandteil ist. Im SGB V, § 135a ist die Pflicht zur Qualitätssicherung durch den Leistungserbringer festgeschrieben. Ein Unterpunkt des Paragraphen schreibt vor, dass Krankenhäuser verpflichtete sind, ein patientenorientiertes Beschwerdemanagement durchzuführen (SGB V, § 135a (1.2)). Bitzer erläutert die unzureichende Qualitätsbeurteilung einer Intervention lediglich anhand von Komplikations- oder Wirksamkeitsmessungen. Vielmehr muss die Besserung von Beschwerden, Erhaltung von Körperfunktionen und die Möglichkeit der gesellschaftlichen Teilhabe ebenfalls im Fokus stehen (Bitzer 2020).

2.2 Was sind Messinstrumente der Patientenbefragung?

Inzwischen stehen viele Instrumente zur Messung der gLQ zur Verfügung. Allein die Datenbank PROQOLID™ hat über 2.600 gelistete Einträge, von denen die meisten zur Messung der gLQ im engeren Sinne dienen (ePROVIDE™ 2020). Bitzer merkt treffend an, dass es einen erheblichen Aufwand und Wissen benötigt, um ein „gutes" Messinstrument zu entwickeln. In diesem Kontext sieht sie den raschen Anstieg an Messinstrumenten in den letzten Jahren kritisch hinsichtlich der Valididtät und die Anwendbarkeit im Bereich Public Health eingeschränkt (Bitzer 2012: 487). Die guten verfügbaren Instrumente messen in einer Bandbreite von einfachen Symptomen oder Beschwerden bis hin zur Erfassung der gLQ als komplexes Konstrukt (Kohlmann 2015). Als Spektrum der Instrumente nennt Bitzer leitfadengestützte Interviews, Gruppendiskussionen bis hin zu hoch standardisierten, schriftlichen Erhebungsinstrumenten, denen sie den höchsten Stellenwert gibt (Bitzer 2012: 489).

Die Autoren unterscheiden die Instrumente in generische und krankheits- oder populationsspezifische Instrumente. Die generischen Instrumente sind in einem breiten Spektrum übergreifend in vielen Erkrankungsgruppen anwendbar. Diese weisen eine sehr gute Validität und Vergleichbarkeit mit Normdaten auf. Krankheits- oder populationsspezifische (zielgruppenspezifische) Messinstrumente beziehen sich auf konkrete Erkrankungen, was insbesondere dann als sinnvoll empfohlen wird, wenn generische Instrumente relevante Inhalt für die besondere Zielgruppe nicht erfassen können (Buchholz et al. 2019: 3-6; Kohlmann 2015). Bitzer benennt die krankheitsspezifischen Instrumente als Ergebnisqualität und unterscheidet im Gegenzug die verschiedenen Qualitätsdimensionen der generischen Instrumente in Struktur- und Prozessqualität (Bitzer 2012: 488). Weiter nennt sie die Unterscheidung in Messmethoden aus dem Bereich der Psychophysik, hier lautet die Frage: „Wie nehmen Menschen Dinge wahr?" und der Psychometrie mit der Frage: „Welche Fähigkeiten und theoretischen Konstrukte hat dieser Mensch?" (Bitzer 2012: 486).

2.3 Was sind klassische Fragestellungen in der Patientenbefragung? Wie lauten die Endpunkte?

Als zentrale Anforderung an die Struktur- und Prozessqualität sieht Bitzer die Komponenten der Interaktion, Wirksamkeit, Aufklärung und Information, fachliche Kompetenz und organisatorische Aspekte. Daraus ergeben sich nach den verschiedenen Qualitätsdimensionen passende Fragen:

Bei der *Organisation und Erreichbarkeit* wird nach den Öffnungs- und Sprechzeiten, Terminwartezeiten oder Organisationsabläufen auf den Stationen oder zwischen verschiedenen Kliniken oder Praxen. Im Bereich *Information, Aufklärung, Interaktion und gemeinsame Entscheidungsfindung* geht es neben der Einholung von Patientenpräferenzen und Erläuterung von Vor- sowie Nachteilen einer Therapie auch um Informationsqualität und Freundlichkeit des Gegenübers. Die Dimension *globale Einschätzung, Räumlichkeit und fachlich-technische Kompetenz* betrachtet Arbeitsklima, Ausstattung und Können des Personals. Wenn die Auswertung absolut erfolgt, lauten die Antworten „gut"/„Ja" oder „schlecht"/„Nein". Bei der relativen Auswertung wird die Abweichung vom Mittel erhoben: „eher schlechter"/„eher besser", wobei die berechtigte Kritik daran ist, dass dafür ein Mittelwert vorgegeben wird (Bitzer 2012: 488 – 489). Konkrete Beispiele zu Fragestellungen sind in Abbildung 3 nachzulesen.

Abbildung 3: Tabelle Qualitätsdimension und klassische Fragestellungen

Qualitätsdimension	Fragestellung
Organisation und Erreichbarkeit	> Wie lange mussten sie auf einen Termin warten? > Lagen dem weiterbehandelnden Arzt Informationen über ihre bisherige Behandlung vor?
Information, Aufklärung, Entscheidungsfindung und Interaktion	> Wurden sie über die Ursache ihrer Erkrankung informiert? > Wie empfanden Sie die Freundlichkeit des behandelnden Personals? > Wurden Ihnen alternative Behandlungsmöglichkeiten genannt?

Räumlichkeiten, fachlich-technische Kompetenz und globale Einschätzung	> Wie sauber schätzen Sie die Räumlichkeiten ein? > Wie beurteilen Sie die Gründlichkeit bei der Untersuchung? > Würden Sie das Krankenhaus/den Arzt an Freunde weiterempfehlen?
Ergebnisqualität	> Wie gut kommen Sie im Alltag mit der Prothese zurecht? > Haben Sie negative Nachwirkungen seit dem letzten Krankenhausausaufenthalt? > Sind Sie im Alltag eingeschränkt? > Können sie uneingeschränkt Freunde besuchen?

Quelle: eigene Abbildung

Buchholz et al. weisen in ihrem Text eine Vielzahl an Fragebögen aus, in denen sich die patientenberichteten Endpunkte in folgende Kategorien einordnen lassen: allgemeine Gesundheitswahrnehmung, Schmerzen, Vitalität, physisches und/oder psychisches Wohlbefinden, Angst, körperliche Funktionsfähigkeit oder auch soziale Funktionsfähigkeit. (Buchholz et al. 20198: 4-5). Als aktuelle Forschungsschwerpunkte nennt Kohlmann auf dem Gebiet der patientenberichteten Endpunkte die Neuentwicklung krankheitsspezifischer Instrumente und die Anwendbarkeit der patientenberichteten Endpunkte in der klinischen Praxis (Kohlmann 2015).

Bitzer trägt vor, dass patientenrelevante Endpunkte aus der Erhebung der Struktur-, Prozess-, Ergebnis- und Versorgungsqualität das Health Outcome definieren (Bitzer 2020). Kohlmann betont die Zusatzinformationen der Endpunkte als Prädiktor- und Mediatorvariablen bezogen auf Behandlungseffekte durch die Untersuchung der Kontextabhängigkeit der Messergebnisse und deren Überprüfung (Kohlmann 2015).

2.4 Ziele der Patientenbefragung

Durch die Messung der gLQ in der Medizin -durch einzelne Krankheitssymptome (Geruchsverlust bei Covid-19) bis hin zu komplexen Konstrukten (Teilhabe am sozialen Leben) sind die Ziele verbunden. Diese nennt Kohlmann wie folgt: Die gesundheitliche Lage verschiedener Gruppen in der Bevölkerung zu beschreiben, Hinweise auf Versorgungsbedarf zu gewinnen oder den Nutzen von diagnostischen und therapeutischen Maßnahmen zu erheben. Die Erhebungen können in gesundheits-ökonomischen Bewertungen helfen, bei bestehenden Maßnahmen das Verhältnis von Kosten und Nutzen zu beurteilen. In diesem Sinne können Ergebnisse der Lebensqualitätsmessung als Grundlage für Entscheidungen in der Gesundheitsversorgung dienen (Kohlmann 2015).

Patientenbefragungen liefern nicht nur Entscheidungshilfen im ökonomischen Hinblick oder über unspezifische Nebenwirkungen bei den Betroffenen, sondern bieten eine integrierte Beurteilung des Nutzens. Professionelle und patientenseitige Perspektive ist nicht durchgehend kongruent und die subjektive Wahrnehmung der Betroffenen hat einen prognostischen Wert (Kohlmann 2010: 261-262). Bitzer führt weiter aus, dass Patienten als Betroffene die Einzigen sind, die den Überblick über die komplette Behandlung haben, da diese in unserem Gesundheitssystem sehr sequentiell abläuft. Insbesondere bei seltenen Krankheiten oder fehlenden Messverfahren ist die direkte Befragung ein adäquates Mittel. Sie bezeichnet das subjektive Konzept der Selbsteinschätzung als beste Auskunft und beschreibt, dass Fremdeinschätzung über die Beeinträchtigung einer Krankheit tendenziell zu Überschätzung führt (Bitzer 2012: 486 – 490).

Das Ziel ist die Selbstbeurteilung eines oder mehrere Aspekte des Gesundheitszustandes zur Klärung von Nutzen/Schadens einer Intervention (Kohlmann 2000).

Patientenberichtetet Endpunkte sind vielseitig, heterogen, mit einer Vielzahl von Verfahren messbar und werden nicht durch andere interpretiert, wie zum Beispiel Arzt, Angehörige oder Pflegende. Bitzer merkt an, dass die untersuchten Behandlungseffekte umso größer sind, je schwerer die Grunderkrankung ist, je dichter der erkrankungsspezifische Endpunkt ist und das Vorhandensein von anderen Gesundheitsbeeinträchtigungen, da diese stark beeinflussend wirken (Bitzer 2000).

3 Probleme bei der Patientenbefragung?

Trotz aller Vorteile, welche die Patientenbefragung bietet, gibt es auch Nachteile, die zu beachten sind, da sich sonst keine validen Ergebnisse messen und keine Handlungsempfehlungen ableiten lassen.

Bitzer führt auf, dass es sich um sehr subjektive Angaben handelt, die durch verschiedene Faktoren beeinflusst sind. Der Mangel an Objektivität und fehlendes medizinisches Fachwissen führen zu verzerrten Ergebnissen der bewerteten Parameter. Den Patienten liegen nicht alle Elemente eines Behandlungspfades oder eines Versorgungsprozesse vor. Abläufe werden möglicherweise falsch beurteilt, obwohl die Ursache der schlechten Versorgung nicht an der beurteilten Station veränderbar ist. Patienten erkennen möglicherweise die Auswirkung einer dünnen Personaldecke oder mangelnder Ausstattung, kennen aber die Ursachen nicht und ziehen möglicherweise falsche Schlüsse. Oftmals nehmen Patienten an der Befragung teil, die sich gerade in Behandlung befinden, da diese gut von den Forschenden zu erreichen sind. Unterschiedliche Zusammensetzung der Patienten gilt als Fallmisch-Problematik und zusammen führt dies zu mangelnder Repräsentativität der Befragtengruppe (Bitzer 2012: 488-489).

Auftreten von Komplikationen im eigenen Behandlungsprozess und Compliance der Patienten gelten ebenso als Einfluss, wie die Tatsache, dass unterschiedliche Abläufe in Behandlungen bei gleicher Krankheit nicht per se ein Qualitätsdefizit darstellen, aber möglicherweise so aufgefasst wird. Für manche Befragten ist es schwer auseinander zu halten, worum es sich bei dem wahrgenommenen Symptom wirklich handelt. Kommen die Schmerzen vom Knie? Oder ist das erreichte hohe Alter dafür verantwortlich? Kommt die gute Zufriedenheitsbefragung von der fachlichen Kompetenz des medizinischen Personals oder hat dies gänzlich anderen Ursprung? Beispielsweise vom Lächeln der „süßen" Pflegekraft oder der kostenlosen Parkmöglichkeit für die Angehörigen? Kausale Beziehungen sind wichtig zu identifizieren, da diese sonst eine Störung und folglich Verzerrung der Befragung bewirkt (Bitzer 2012: 488-489).

Bitzer rät davon ab, Patienten zu Ablauforganisation oder Weiterbildung des Personals zu befragen, da hier fehlende Kompetenz in Prozess- und Servicequalität seitens der Antwortenden vorliegen (Bitzer 2012: 488-489).

4 Diskussion und Fazit

Obwohl die Patientenbefragung inzwischen zu einem soliden Instrument geworden ist, stellen die Autoren Bitzer, Kohlmann und Buchholz et al. heraus, dass es noch großen Spielraum zur Verbesserung gibt. Einige vorhandenen Instrumente sind valide und problemlos anwendbar, doch die Erkrankungspalette ist so breit und die Gruppe der Patienten so individuell, dass mehr gute Instrumente nötig sind, um weitere verwertbare und nützliche Informationen aus der großen Gruppe der Patienten zu bekommen.

Auch methodisch sind noch viele Möglichkeiten ungenutzt, die eine umfassende, auswertbar und belastbare Messung patientenberichteter Standpunkte möglichen machen. Im Zusammenhang mit leitliniengestützter Arbeit kann die internationale Standardisierung unterstützt und der wissenschaftliche Benefit erhöht werden (Kohlmann 2015). Das IQTIG stellt die Sicht der Patienten als wichtige Perspektive für eine qualitativ hochwertige Versorgung dar, wobei hier der Schwerpunkt auf qualitätsrelevanten Merkmalen der Versorgung liegt (IQTIG 2020).

Die Patientenbefragung hat sich bereits so weit etabliert, dass Patientengruppen in einigen Projekten bereits frühzeitig einbezogen werden. Beispielsweise das Projekt SHILD hat Patienten bereits in der Planung und Entwicklung weiterer Befragungen einbezogen und dies in der Methodik nachvollziehbar dargestellt (SHILD 2020). Damit wird die Patientenbefragung auf der Partizipationsleiter von der Stufe 4 „Anhörung", einer Vorstufe der Partizipation, auf die Stufen 5 „Einziehung" und 6 „Mitbestimmung" gehoben, welche eine wirkliche Mitbestimmung darstellen (Wright 2011).

Die Patientenbefragung stellt einen wichtigen Aspekt der wissenschaftlichen Bewertung von Interventionen dar. In Zukunft sollten verschiedene Zugangswege zu Patientenbefragung genutzt werde, um hier eine valide Stichprobengröße zu erreichen. Damit sind diese auch bei Einschränkungen wie z.B. während der Sars-CoV-2-Pandemie weiter durchführbar und unvorhersehbare Einflüsse können zeitnah untersucht werden.

Abbildungsverzeichnis

Abkürzungsverzeichnis

gLQ   gesundheitsbezogenen Lebensqualität

LQ   Lebensqualität

Literaturverzeichnis

Bitzer, E.M. (2012): Die Perspektive der Patienten – Lebensqualität un Patientenzufriedenheit. In: Schwartz, F.W., Walter, U., Siegerist, J., Kolip, P., Leidel, R., Dierks, M.L., Busse, R., Scheider, N. (Hrsg.) „Public Health - Gesundheit und Gesundheitswesen", Elsevier GmbH, Urban & Fischer, München

Bitzer, E.M. (2020): Patientenbefragungen – Schwerpunkt: Patient Reported Outcomes, Vortrag an der MHH im Rahmen des Public Health Studiums am 16.07.20

Buchholz, I., Biedenweg, B., Kohlmann, T. (2019): Gesundheitsbezogene Lebensqualität: Konzepte, Messung und Analyse. In: Haring, R. (Hrsg.) „Gesundheitswissenschaften", Springer Reference Pflege-Therapie-Gesundheit

ePROVIDE™: PROQOLID™. Online verfügbar unter: https://eprovide.mapi-trust.org/search?form[searchText]=&form[ezxform_token]=wl5QQ-ThKFMyKzrPg0taV-EMSCGjCBHY8eyhxIALodY, abgerufen am 25.7.2020

IQTIG: Patientenbefragung. Online abrufbar unter: https://iqtig.org/datenerfassung/patientenbefragungen/, abgerufen am 27.7.2020

Kohlmann, T., Steinke, I., Berger, K., Deck, R., John, J., Pohlabeln, H. (2000): Empfehlung zur Auswahl und Anwendung von Erhebungsinstrumenten und Auswertungsverfahren in der Public Health-Forschung. In: Public Health Forum 8 (29), S. 11–13.

Kohlmann, T. (2010): Patientenberichtete Studienpunkte – Stand in Forschung und Praxis. Online abrufbar unter: https://www.sciencedirect.com/science/article/abs/pii/S1865921710000619, abgerufen am 18.07.2020

Kohlmann, T. (2015): Die Messung der gesundheitsbezogenen Lebensqualität als Grundlage für Entscheidungen in der Gesundheitsversorgung. In: Kovács, L., Kipke, R., Lutz, R. (Hrsg.) „Lebensqualität in der Medizin", Springer VS, Wiesbaden

Pennekamp, J. (2015): Höhere Lebensqualität in Deutschland. OECD-Bericht, Online abrufbar unter: https://www.faz.net/aktuell/wirtschaft/konjunktur/laut-oecd-studie-hoehere-lebensqualitaet-in-deutschland-13856691/deutschland-hat-eine-13856445.html, abgerufen am 22.7.20

Schwenk, U., Schmidt-Kaehler, S. (2016): Public Reporting – Transparenz über Gesundheitsanbieter erhöht Qualität der Versorgung. Online abrufbar unter: https://www.bertelsmann-stiftung.de/fileadmin/files/BSt/Publikationen/GrauePublikationen/SpotGes_PubRep_dt_final_web.pdf (abgerufen am 19.07.2020)

SHILD: Gesundheitsbezogene Selbsthilfe in Deutschland – Entwicklung, Wirkung, Perspektiven, Online abrufbar unter: https://www.uke.de/extern/shild/hintergrund.html (abgerufen am 01.08.2020)

Wright (2020): Stufen der Partizipation in der Gesundheitsförderung. Online abrufbar unter: https://www.lzg.nrw.de/_php/login/dl.php?u=/_media/pdf/service/Veranst/110621_ Workshop_Partizipat_Qualitaetsentw/Wright_Stufen_der_Partizipation_- _Kopie_f__r_TN.pdf (abgerufen am 31.7.2020)

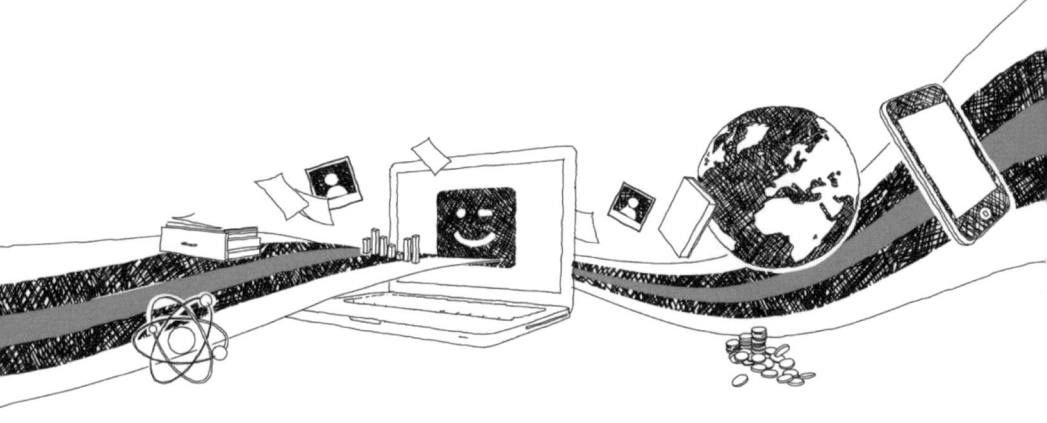
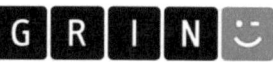